# RAPPORT

SUR UNE

# INSTRUCTION POUR UNE MISSION SCIENTIFIQUE

## AU JAPON

### Par M. Jules LEFORT

AU NOM DE LA COMMISSION DES EAUX MINÉRALES
COMPOSÉE DE MM. PIDOUX, BOUDET, MOUTARD-MARTIN, BOUCHARDAT,
EMPIS ET J. LEFORT, RAPPORTEUR

---

L'Académie de médecine, dans sa séance du **26** décembre **1876**, a reçu de M. le ministre de l'instruction publique et des beaux-arts la communication suivante :

« Monsieur le Secrétaire perpétuel,

« MM. Mangeot et Berson, anciens élèves de l'École normale, » ont été chargés par mon département d'une mission scienti-» fique au Japon.

» Je vous serais reconnaissant de prier l'Académie de vouloir » bien me faire préparer des instructions qui pourraient les » guider dans leurs recherches géologiques et minéralogiques, » et dans l'observation des volcans et des eaux minérales de » ce pays.

» Ce guide leur serait d'un concours précieux et faciliterait » assurément leur tâche.

» Agréez, etc. »

La lettre de M. le ministre a été renvoyée à la commission des eaux minérales qui, à son tour, a bien voulu me charger de rédiger cette instruction.

Depuis que le Japon a reconnu les avantages qui découlaient des relations internationales, et qu'il a consenti à ouvrir les barrières qu'il a tenues pendant si longtemps fermées aux Européens, il a acquis, on peut le dire, comme une existence nouvelle : c'est qu'en sollicitant les bienfaits de la civilisation, au lieu de les repousser, il a enfin compris que son isolement systématique ne pouvait que nuire à son développement intellectuel et matériel.

Le premier pas qui a été fait dans cette voie a été de créer, à Yeddo, une faculté de médecine, à l'aide de professeurs recrutés en Allemagne, et qui, en pleine activité aujourd'hui, permet d'assurer désormais des praticiens instruits à cette partie de l'Asie.

A la France, le gouvernement japonais est venu demander de jeunes professeurs destinés à organiser dans la capitale du Japon tout un enseignement supérieur : ainsi, notre vieille et célèbre université a contribué, il n'y a pas très-longtemps encore, d'abord à la fondation d'une faculté de droit, susceptible de doter ce pays, jeune en civilisation, d'une législation analogue à la nôtre, puis d'une école normale supérieure dont le but est pareil à la grande école de Paris, où se forment chaque jour et d'éminents professeurs et beaucoup de nos savants illustres.

Pour cette dernière, M. le ministre de l'instruction publique et des beaux-arts a délégué dans ces pays lointains deux des élèves les plus distingués, sortis de l'École normale de Paris, M. Mangeot, licencié ès sciences mathématiques, et M. Berson, agrégé de physique.

L'École normale supérieure de Yeddo ne fonctionne que depuis quelques années seulement, et déjà M. le ministre a pu se convaincre combien son choix avait été heureux, puisque en ce moment plus de quarante élèves, tous aussi instruits que dévoués à la profession qu'ils ont embrassée, suivent les cours avec le plus éclatant succès.

Ce n'est pas tout encore : MM. Mangeot et Berson, auxquels les problèmes scientifiques les plus élevés sont si familiers, ont pensé qu'ils ne pourraient mieux utiliser leurs loisirs qu'à recueillir toutes les données propres à faire connaître le Japon au point de vue de la nature de son sol et de ses richesses minérales. Dans ce but, ils ont sollicité de M. le ministre de l'instruction publique un guide susceptible de les diriger dans leurs investigations; c'est ce travail que nous avons l'honneur de soumettre à l'approbation de l'Académie de médecine.

### § 1er. — *Géologie.*

L'empire du Japon se compose des trois grandes îles de *Nipon*, de *Kiou-Siou* et de *Sikok*, de beaucoup d'îles moins étendues, et enfin d'un très-grand nombre d'îlots et de rochers.

Son sol, tantôt rude et pierreux, tantôt recouvert d'une riche terre arable, est parsemé de mamelons, de montagnes aux sommets aigus ou en forme de cône tronqué et contenant des traces d'anciens volcans : partout des coulées de lave et de basaltes, des lacs entourés de montagnes, en un mot tout le désordre qu'on rencontre dans un vaste pays déchiré par les convulsions volcaniques.

Les îles japonaises renferment encore aujourd'hui plus de volcans en activité que toute autre partie du globe de même étendue, et les tremblements de terre y sont communs, surtout en été : à Yokohama il y a, disent certains voyageurs, une secousse par mois en moyenne, et au mois de juin, en particulier, il y en a à peu près tous les deux jours.

Abstraction faite des pics d'origine volcanique, la base des montagnes appartient aux terrains primitifs : ce sont partout des granits, soit en masses, soit en blocs erratiques, des basaltes, des trachytes, des quartz, des serpentines auxquels la dé·composition donne différents aspects à la surface du sol.

A mesure qu'on descend dans les vallées, on trouve des terrains de toutes les époques postérieures, jusqu'aux terrains d'alluvion, et que recouvre parfois une couche arable d'une épaisseur considérable : ainsi, dans diverses localités, ce sont les argiles et la marne; ailleurs l'argile et la houille entremêlées d'argiles en feuilles; plus loin gisent de grandes quantités de feldspath et des montagnes entières de kaolin ou terre à porcelaine, appartenant à l'espèce très-recherchée qui se voit entre les rochers granitiques de l'île d'*Amaksa*.

Au pied du *Homandake*, le gneiss et le gypse se mêlent dans la composition des assises de la montagne, et d'énormes blocs de granit, d'un beau grain assez gros, sont suspendus sur les gorges sablonneuses.

Tous ces renseignements généraux, empruntés aux récits des voyageurs sont importants sans doute, mais ils ne suffisent pas pour l'histoire géologique d'un pays : il conviendrait, par exemple, d'indiquer la dispersion de toutes ces variétés de terrains dans les diverses îles Japonaises, afin de pouvoir se rendre compte de la disposition stratigraphique des roches et des mines métalliques qui pourraient s'y rencontrer : c'est là un premier point que l'Académie recommande à l'attention des directeurs de la nouvelle école normale de Yeddo.

### § 2. — *Minéralogie.*

D'après une relation, un peu ancienne il est vrai, du médecin anglais Macgowan, le fer ferait en général défaut au Japon, et une partie de ce métal proviendrait du sable des rivières : pendant l'été, dit-il, hommes, femmes et enfants sont occupés à laver ce sable, et c'est à grand'peine qu'ils parviennent à en extraire de petites quantités d'un oxyde noir de fer qui est ensuite soumis à la fusion.

Mais des écrits plus récents indiquent au contraire que le fer est abondant dans cette partie de l'Asie et que les Japonais excellent dans l'art de préparer l'acier d'une qualité remarquable.

Ces informations sont très-importantes à relever, parce qu'elles feraient supposer que le minerai de fer magnétique, ou oxyde noir de fer, se rencontre en abondance au Japon : s'il en était ainsi, l'Académie ne saurait trop recommander à MM. Mangeot et Berson de s'enquérir de la nature des différents minerais de fer exploités au Japon pour en obtenir le fer, puis si la cémentation ne se ferait pas spécialement avec du fer préparé au moyen de l'oxyde noir de fer : on sait, en effet, que l'acier *wootz*, dit acier indien, qui n'a pas son pareil au monde, a pour origine un fer particulier, provenant du traitement métallurgique de l'oxyde de fer noir ou oxyde magnétique.

Les mines de cuivre sont tellement abondantes au Japon que ce métal y est d'un usage général : à bord des navires, par exemple, il sert moins au doublage que dans un but d'ornementation. Dans les villes, il n'est pas un meuble qui n'en soit recouvert, ainsi que les piliers et les galeries des édifices ; on estime que sans les entraves opposées par le gouvernement à l'exportation afin de s'en réserver le monopole, le Japon pourrait à lui seul approvisionner pour quelques temps tous les marchés du monde.

Les plus riches gisements sont dans le nord ; *Hakodati* est le centre principal du commerce de ce métal, et c'est surtout *Yesso* qui le fournit. Le plus malléable vient du district de *Kidjou du Kii* et le plus beau de *Tsourounga*. Le *Yetsingo*, *Sikok*, *Kiou-siou* et les environs de *Takasaki* ont des filons moins productifs.

Le cuivre du Japon passe en outre dans le commerce des métaux pour le meilleur qui existe, et alors on se demande si l'exploitation sur une grande échelle des mines de cuivre n'a pas pu acquérir dans cette région de l'Asie des perfectionnements que l'Europe serait désireuse de connaître ; ou bien encore si ce résultat ne serait pas dû à une qualité toute spéciale de minerai, dont il serait intéressant de connaître les gisements et la composition : tels sont les points que l'Académie signale encore à l'attention de MM. Mangeot et Berson.

L'étain se rencontre communément dans le *Boungo*; *Yesso* donne l'arsenic et *Dyou* le sulfure de mercure ; il y aurait à signaler les procédés usités par les Japonais pour l'extraction industrielle de ces divers métaux.

L'or et l'argent se rencontrent en assez grande abondance dans les îles japonaises : le premier existe en riches gisements aux environs de *Matsmaï* et le sable de l'île de *Yesso* en contiendrait presque partout : on le trouve dans le *Nambou* et aux îles d'or *Kin-Sima* de la baie de *Sendaï*, dont la réputation de richesse, exagérée sans doute, excita jadis singulièrement les convoitises des Espagnols et des Portugais.

En ce moment, la plus riche mine d'or est certainement celle *Dikouno* dans l'*Arima*, exploitée avec succès par un personnel français ; il y aurait à s'assurer si, ainsi que quelques voyageurs l'ont dit, il n'existe pas encore des mines d'or dans d'autres îles japonaises et qu'on aurait été obligé d'abandonner autrefois à cause de l'envahissement des eaux.

L'argent se trouve à *Yesso*, aux îles de *Kin-Sima* et à *Nohetsi* de la baie d'*Amamori*, où sont des dépôts de quartz argentifère : mais il y aurait encore à étudier les gisements argentifères des îles *Okosiri*, de *Sado*, d'*Asou-Sima* et de quelques autres contrées où on a signalé quelques minerais d'argent.

Enfin, à *Yesso*, dans la baie des volcans, on exploite actuellement une riche mine de plomb.

Quant à la houille, dont le gouvernement se réserve encore le monopole, elle existe en assez grande quantité dans les îles qui longent l'Asie orientale; mais ces gisements n'ont pas eu toujours l'importance qu'ils possèdent maintenant, tant à cause de la qualité de certaines houillères, que par l'ignorance complète des habitants dans l'art de les exploiter.

La meilleure se trouve à *Karatsou*, sur la côte de *Fizen;* mais partout ailleurs elle est d'une qualité médiocre parce qu'elle est imprégnée de pyrites. On suppose cependant que les couches profondes des houillères sont meilleures que les couches superficielles, les seules exploitées en ce moment.

Dans l'intérêt des navires à vapeur qui abordent ces parages, et en particulier de notre commerce dans l'Océan Pacifique, il serait important de connaître aujourd'hui les progrès accomplis dans les exploitations de ces mines de houille et de signaler la qualité et les ressources actuelles de ce combustible dans les diverses îles du Japon.

On rencontre au Japon, grâce aux volcans anciens et modernes, de riches gisements de soufre où il tapisse le sol sur des étendues considérables. On l'exploite notamment autour de deux volcans en activité situés l'un dans *OO-Sima*, le Vriès des Hollandais, l'autre dans *Miaki-Sima*.

Enfin le naphte, dont on se sert comme huile à brûler, se retire d'un ruisseau du *Yetsingo* et de quelques puits qui mériteraient d'être soumis à des investigations particulières.

Nous avons indiqué plus haut que l'on trouvait dans les îles japonaises des montagnes entières de kaolin, à la qualité duquel le Japon doit l'excellence de ses produits céramiques : le meilleur existe à *Sakaï* de l'*Idsoumi*, dans le *Fizen*, près l'*Hakodati*, dans le *Kanga,* dans le *Salsouma,* d'où on le transporte à *Yeddo.*

C'est sans doute à cette heureuse nature du sol et ensuite à l'habileté des ouvriers que la fabrication de la poterie japonaise doit d'être si célèbre ; mais dans tous les arts, plus exclusivement manuels, si le succès dépend beaucoup de l'adresse de l'ouvrier, il faut bien reconnaître aussi que la qualité des matières premières employées y joue un rôle encore plus prépondérant. En ce qui concerne la fabrication des belles porcelaines du Japon, on ne possède pour ainsi dire pas de renseignements précis sur la composition et la qualité du kaolin ; aussi l'Académie est-elle d'avis qu'il y aurait un grand intérêt pour la céramique à connaître ces détails, ainsi que la manière dont les Japonais préparent les matières premières qui servent pour toutes leurs poteries.

Enfin l'Académie attire l'attention de MM. Mangeot et Berson sur le cristal de roche qu'on emploie comme ornement, monté en nature ; sur la serpentine, la cornaline, l'agate rouge, le jaspe, l'améthyste, la topaze, l'aventurine et le diamant, toutes pierres précieuses signalées dans diverses îles mais sur lesquelles on n'a que des renseignements vagues.

Est-il besoin d'ajouter que l'Académie verrait avec non moins d'intérêt ces explorateurs recueillir, indépendamment de l'indication des gisements à l'appui, des échantillons de roches et de minéraux, qui viendraient augmenter les collections de nos musées et de nos écoles, et dont beaucoup sont peut-être des espèces minérales nouvelles.

### § 3. — *Volcans et eaux minérales.*

Tous les voyageurs qui ont exploré le Japon s'accordent à signaler le grand nombre et la haute thermalité des sources minérales de cette partie de l'Asie. Comment, du reste, peut-il en être autrement, lorsqu'on connaît la fréquence des pluies dans les îles japonaises et la facilité qu'ont les eaux de s'échauffer dans le voisinage des volcans en activité.

D'après M. le docteur Maget (1), les points riches en eaux

(1) M. le docteur Maget, médecin de première classe de la marine, et qui a habité pendant longtemps le Japon, a bien voulu nous fournir des renseignements très-importants pour la rédaction de cette instruction ; nous nous empressons de lui en exprimer publiquement nos remercîments.

minérales doivent suivre les régions les plus volcaniques, et il a dressé le tableau suivant des régions à explorer.

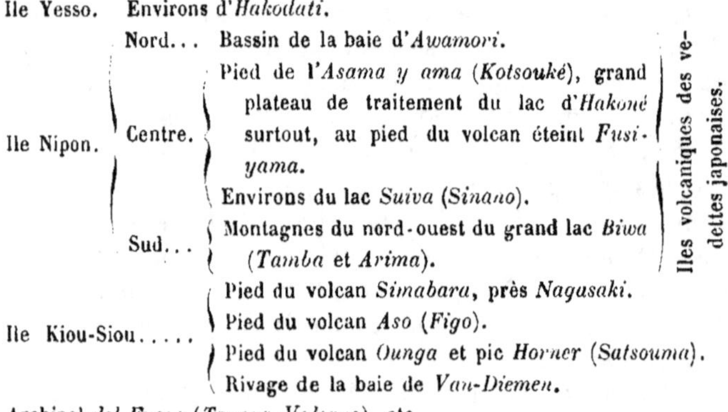


Archipel *del Fuego* (*Tanega-Volcano*), etc.

Parmi les sources minérales les plus connues et les plus importantes au Japon, on signale :

La source sulfureuse de *Kakomi*, marquant 51 degrés et dans laquelle on suppose l'existence de l'alun. On prétend que les Japonais, habitués dès l'enfance à l'eau très-chaude, peuvent seuls s'y baigner, et qu'elle est fréquentée par les syphilitiques et les rhumatisants. Quant aux moyens balnéaires, ils seraient des plus simples et des plus primitifs.

Les sources d'*Achinoyou*, de *Hata*, de *Jumota* et de *Mianoska*, toutes sulfureuses et thermales. La source de Mianoska, d'après le docteur Maget, est très-fréquentée par les résidents de Yokohama, et elle est alternativement chaude et froide. Une analyse chimique y a fait admettre des sulfures de sodium et de magnésium, des carbonates de chaux et de magnésie, du sel marin.

La source d'*Atami* (1), située sur le rivage marin, en amont du village d'Atami, intermittente, et qui ne marque pas moins de 95 degrés centigrades. Quelques auteurs signalent la source d'Atami comme sulfureuse ; d'autres, au contraire, comme chlorurée calcique. Ces eaux sont très-fréquentées par les

_______________

(1) *Comptes rendus des séances de l'Académie des sciences*, 1865, t. **LXI**, p. 988.

Japonais, et on les expédie au loin dans des bailles en bois, exactement fermées, et d'une capacité de 30 à 40 litres ; aux environs de la source on a construit plusieurs établissements balnéo-thérapiques auxquels sont attachés des hommes spéciaux, masseurs pour la plupart. Elle jaillit par intervalles plus ou moins réguliers (toutes les quatre heures environ) et absolument à la manière des Geysers de l'Islande.

M. Lemoyne, qui en a fait une analyse qualitative, y a constaté l'existence des chlorures de calcium, de sodium, de magnésium ; des carbonates de chaux et de soude ; des sulfates de chaux, de soude, de magnésie et de fer ; de la silice, de l'alumine et du peroxyde de fer.

Comme son griffon se trouve à un demi-mille seulement du bord de la mer, au pied de hautes montagnes, d'un caractère purement volcanique, il y aurait à rechercher la part que prend l'eau marine à la minéralisation de l'eau d'Atami, puis à son jaillissement intermittent.

Il y aurait encore à constater si l'acide carbonique y fait absolument défaut, alors que certains voyageurs affirment le contraire. Si, en effet, elle était privée d'acide carbonique, par sa haute température et par la manière dont elle jaillit, elle pourrait être comparée tout à fait au grand Geyser de l'Islande.

M. le docteur Maget indique encore à l'occident d'Yeddo, et sur un plateau élevé, un grand nombre de sources à minéralisations très-variées et voisines les unes des autres ; puis dans l'*Arima*, dans le *Fingo* à *Takijo-Tsataki*, à *Ourisimo*, dans le *Sinano*, autour du lac Suiva, et à *Nagasaki* au pied de l'Ourson Také. Dans cette dernière localité les sources sont sulfureuses et à haute thermalité.

M. le docteur Vidal (1) a encore indiqué, comme eaux minérales très-fréquentées au Japon, celle de *Kousats*, située à 50 lieues environ de Yeddo. D'après une analyse récente cette eau aurait la composition suivante, par litre :

(1) *Union médicale*, 1876, t. XXII.

Acide sulfurique libre. . . . . . . . . . . . . . . . . . . . . . .  1,34
  —   chlorhydrique libre. . . . . . . . . . . . . . . . . . . .  0,85
  —   sulfhydrique . . . . . . . . . . . . . . . . . . . . . . . .  abondant
Sulfate de potasse . . . . . . . . . . . . . . . . . . . . . . . . . .  ⎫
  —   de soude . . . . . . . . . . . . . . . . . . . . . . . .  ⎪
  —   de chaux. . . . . . . . . . . . . . . . . . . . . . . . .  ⎬ 1,02
  —   de magnésie . . . . . . . . . . . . . . . . . . . . . . .  ⎪
  —   de fer. . . . . . . . . . . . . . . . . . . . . . . . . . .  ⎭
  —   d'alumine. . . . . . . . . . . . . . . . . . . . . . . . .  1,18

4,39

Les sources de *Tonasawa*, de *Miyanochita*, de *Dogachima*, de *Sokokoura* et de *Kinga*, situées dans un même ravin, à 24 lieues au sud-ouest de Yeddo, sont encore très-fréquentées par l'aristocratie japonaise et même par la famille impériale.

M. Vidal assure que ces eaux n'offrent pas trace de minéralisation, et qu'elles n'ont d'action que par leur température très-élevée.

En résumé, les eaux minérales du Japon appartiennent surtout aux deux grandes classes des eaux sulfureuses et des eaux chlorurées. Quant aux eaux ferrugineuses, elles sont en très-petit nombre, et nous ne trouvons guère à citer que la source qui se trouve au pied du volcan l'*Asama y ama*.

L'Académie croit devoir appeler l'attention de MM. Mangeot et Berson sur ces sources minérales, les inviter à recueillir sur elles, sur leurs propriétés physiques et chimiques, leurs effets thérapeutiques, des renseignements aussi précis qu'il sera possible.

Aujourd'hui qu'ils sont à demeure à Yeddo, il faudrait, pour remplir ce programme avec fruit, qu'ils fussent munis de tous les appareils et de tous les réactifs indispensables à l'analyse des eaux, et ils rendraient alors des services incalculables à la thérapeutique hydro-minérale du Japon.

Nous nous permettrons, à cet égard, d'entrer ici dans quelques détails analytiques qui faciliteraient beaucoup leur tâche.

Lorsque les eaux minérales jaillissent dans le voisinage des volcans éteints, comme ceux de l'Auvergne et des Cévennes en France, leur composition ne s'éloigne guère des eaux qui ont pour origine des terrains non soumis aux révolutions plutoniques; dans tous les cas, leurs acides minéraux, sauf les acides carbonique et sulfhydrique, sont toujours saturés; mais si l'action du feu central se fait sentir dans leur voisinage, et si elles sont le produit des vapeurs volcaniques, elles contiennent constamment des acides minéraux forts en liberté, tels que les acides sulfurique et chlorhydrique. C'est ce que M. Charles Sainte-Claire Deville et votre rapporteur (1) ont été à même d'observer avec les eaux volcaniques de l'Italie méridionale et avec celles du volcan le Popocatépetl, au Mexique. Les eaux de Kousats, au Japon, dont nous venons d'indiquer tout à l'heure la composition, ne semblent pas avoir une autre origine.

Un procédé très-simple pourra être employé par MM. Mangeot et Berson pour distinguer immédiatement une eau minérale dite volcanique d'une eau minérale ordinaire, c'est d'y plonger une bande de papier bleu de tournesol ; dans le premier cas, pour peu que les acides sulfurique et chlorhydrique soient libres, le réactif passera au rouge vif, tandis que dans le second cas la petite quantité d'acide carbonique ou d'acide sulfhydrique libre ne fera virer la teinte bleue du papier de tournesol qu'au rouge vineux.

Nous savons déjà que les tremblements de terre sont très-fréquents dans les îles japonaises. MM. Mangeot et Berson auront à recueillir avec soin les souvenirs, les traditions, les superstitions même qui se rapportent à ces commotions du sol, et de s'assurer, à l'aide de thermomètres et de réactifs appropriés, si elles n'ont pas d'influences importantes sur la température, le débit et la constitution des sources situées dans leur voisinage.

Ils auront en outre à rechercher si la température des sources qui jaillissent à la base des montagnes ou dans les vallées n'a pas de rapports directs avec la proximité des volcans en activité, et si, par exemple, les eaux minérales sulfureuses situées dans un rayon plus ou moins rapproché des volcans en activité ne sont pas et plus chaudes et plus riches en principes sulfurés que celles des volcans ou des terrains non soulevés par les éruptions.

A cet égard, les explorateurs auront à distinguer les sources

(1) *Comptes rendus des séances de l'Académie des sciences*, 1863, t. LVI.

minéralisées par les sulfures provenant des profondeurs du sol, et dites pour cela géologiques, comme les sources des Pyrénées, des sources qui ont emprunté leurs principes sulfurés aux évents volcaniques. Les eaux sulfureuses dites géologiques ont généralement une température et une composition constantes, et les sulfures alcalins ou terreux forment la base de leur minéralisation, tandis que dans les eaux sulfureuses dites volcaniques c'est l'hydrogène sulfuré qui y domine avec des quantités plus ou moins notables d'acides sulfurique et chlorhydrique libres.

Chaque jour la chimie constate que, sous l'influence de la haute thermalité des sources et de certains de leurs principes gazeux et salins, la constitution des roches avec lesquelles elles se trouvent journellement en contact se transforme sous nos yeux en des espèces minérales cristallisées, parmi lesquelles se distinguent surtout les zéolithes (harmotomes, chabasie, etc.).

D'autre part, dans nombre de pays volcaniques, les sommets des cratères ont une constitution souvent un peu différente de celle de la base des volcans ; on y voit, par exemple, apparaître, comme dans plusieurs volcans du Chili, le gypse et la dolomie qui sont absolument absents plus bas. Cela tient à ce que les roches, sous l'influence d'une température extrêmement élevée, de la vapeur d'eau et des acides sulfureux, sulfurique et carbonique émis par les évents volcaniques se sont métamorphosées, ainsi qu'on l'observe dans les sources thermales.

Il y aurait donc à rechercher si les sources pendant leur jaillissement, et les volcans pendant leur période d'activité, n'auraient pas en quelque sorte imprimé leur cachet sur les réservoirs naturels des eaux ou sur les roches des cratères en donnant naissance à des métamorphoses minérales.

A part un petit nombre d'exceptions, les eaux minérales au Japon sont rarement utilisées en boisson, mais les bains d'eaux thermales y sont en grande faveur.

Les bains se prennent en commun, au moins deux fois par jour et dans de vastes piscines : on les fréquente particulièrement contre les rhumatismes, les affections de la peau, les maladies du tube digestif et celles des yeux si communes et si redoutables dans cette partie de l'Asie.

Les procédés employés pour leur administration, tout en restant simples et élémentaires, montrent clairement que les

Japonais ne sont pas complétement étrangers aux règles de l'hydrothérapie.

Pour l'application de la douche, l'eau thermale amenée par des tuyaux ou des rigoles en bois sous des espèces de hangars, tombe d'une hauteur de plusieurs mètres ; tout le procédé consiste à se placer sous la chute d'eau, et à recevoir la douche sur la partie du corps désignée pendant un temps qui n'a d'autres limites que la patience du baigneur.

En Europe, particulièrement en France, les eaux minérales trop chaudes pour être utilisées en bains sont refroidies soit par leur exposition à l'air, soit par l'addition d'eau douce. D'après M. le docteur Vidal, auquel nous empruntons tous ces détails (1), les Japonais emploient pour refroidir l'eau un procédé très-simple mais qui doit altérer notablement l'eau minérale : « Une douzaine de baigneurs, armés de planches dont ils se servent comme de volants ou d'agitateurs, et les appuyant par leur milieu sur les bords du bassin, se mettent à battre et à agiter l'eau de toutes leurs forces, en poussant des cris pour s'exciter à la besogne ; pendant ce temps, le reste de la compagnie s'accroupit tout autour, l'eau rejaillit de tous côtés, des vapeurs épaisses à forte odeur sulfureuse se dégagent, enveloppant comme dans un nuage demi transparent tous ces groupes de personnages entièrement nus. »

Telle est du moins la manière dont se prennent les bains de Kansats où les eaux sulfureuses marquent plus de 60 degrés centigrades ; et comme des sources encore plus élevées en température que celles-ci sont très-communes au Japon, il y aurait intérêt à savoir si la pratique de Kansats est suivie ailleurs, ou s'il n'existerait pas d'autres procédés pour refroidir les eaux thermales.

Ce système balnéaire équivaut, par le fait, à un bain de vapeur ; mais il faudrait encore s'assurer si la vapeur qui se dégage abondamment des sources thermales, principalement sulfureuses, n'est pas utilisée d'une autre manière dans les divers établissements du Japon.

On sait que plusieurs de nos moyens balnéaires ont été empruntés aux peuples qui étaient jadis les moins avancés en

_____
(1) *Loc. cit.*, p. 107.

civilisation, parce que le bain était pour eux comme un besoin impérieux : aux Indes, par exemple, les manœuvres des affusions et des onctions, les frictions, la flagellation, le massage, la sudation, avant ou après le bain, étaient connues avant d'être mises en usage en Europe.

Au point de vue de la médecine thermale, il y aurait de l'intérêt à faire connaître, avec tous les détails qu'elle comporte, la pratique de la balnéation au Japon, soit dans les établissements d'eaux minérales, soit dans les bains publics : on y apprendrait peut être des faits qui auraient de l'importance pour l'hydrologie de notre pays (1).

Les sources minérales sont si nombreuses au Japon, elles sont encore si peu connues maintenant, qu'il nous serait assez difficile de signaler d'autres points plus importants à éclaircir ; aussi en est-on presque réduit à recommander à ces explorateurs de ne pas perdre de vue dans leurs voyages les principes généraux de l'hydrologie : même limitée pour le moment à ces questions spéciales, la mission de MM. Mangeot et Berson rendrait les plus grands services au Japon qu'elle aurait servi à faire mieux connaître. La France en général, et l'École normale de Paris, en particulier, en éprouveraient alors un sentiment d'une très-légitime satisfaction.

## *Conclusion.*

L'Académie de médecine adopte cette instruction, et décide qu'elle sera adressée à M. le ministre de l'instruction publique et des beaux-arts.

(1) Les questions visées dans ces instructions sont loin d'être les seules sur lesquelles il y aurait un grand intérêt pour la médecine à obtenir des éclaircissements ; beaucoup d'autres mériteraient d'être l'objet de recherches et d'études toutes spéciales. Mais il faut pour les aborder une compétence que possèdent seuls ceux qui ont fait des études médicales et qui ont l'expérience des choses de la médecine. Aussi l'Académie croit-elle devoir exprimer le vœu que M. le ministre confie à un médecin la mission de rendre compte de l'état de la médecine au Japon, et, dans le cas ou ce vœu serait agréé, l'Académie pense que M. le docteur Maget, déjà connu par ses travaux importants sur le Japon, et qui parle la langue japonaise, réunit les meilleures conditions pour remplir cette mission de la manière la plus satisfaisante.

PARIS. — IMPRIMERIE DE E. MARTINET, RUE MIGNON, 2